DE LA

FIÈVRE TYPHOIDE

A BESANÇON

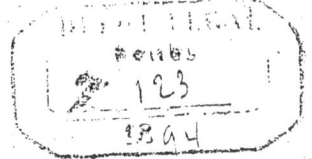

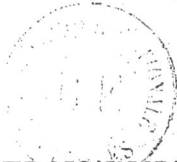

DESCRIPTION & ORIGINE

DES

TROIS ÉPIDÉMIES OBSERVÉES EN 1885 & 1886

Par M. le Dr GAUDERON

PROFESSEUR A L'ÉCOLE DE MÉDECINE

BESANÇON

IMPRIMERIE ET LITHOGRAPHIE DE PAUL JACQUIN

—

1894

DE LA

FIÈVRE TYPHOIDE

A BESANÇON

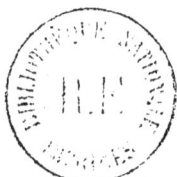

DESCRIPTION & ORIGINE

DES

TROIS ÉPIDÉMIES OBSERVÉES EN 1885 & 1886

Par M. le Dr GAUDERON

PROFESSEUR A L'ÉCOLE DE MÉDECINE

———❦———

BESANÇON

IMPRIMERIE ET LITHOGRAPHIE DE PAUL JACQUIN

—

1894

DE LA FIÈVRE TYPHOIDE

A BESANÇON

DESCRIPTION & ORIGINE DES TROIS ÉPIDÉMIES

OBSERVÉES EN 1885 & 1886 [1]

———

Depuis les derniers mois de 1885 jusqu'aux premiers mois de 1887, nous avons eu l'occasion d'observer sur le territoire de Besançon trois épidémies de fièvre typhoïde, d'importance inégale au point de vue de la morbidité et de la mortalité, localisées dans des circonscriptions spéciales du territoire de Besançon, parues à la suite les unes des autres, mais nettement séparées par des intervalles durant lesquels la mortalité par fièvre typhoïde a été réduite au minimum.

1° La première de ces épidémies a régné dans le quartier des Chaprais, a duré de septembre 1885 à mars 1886 inclus; là statistique municipale compte, dans ce laps de

———

(1) Ce travail lu à la Société de médecine de Besançon le 11 mai 1888, communiqué en août 1890 à M. le docteur Thoinot, membre du Comité consultatif d'hygiène publique de France, et longuement analysé par lui dans le Recueil des travaux de ce comité pour l'année 1890, n'a été publié qu'en 1894, en même temps que les autres travaux destinés au Bulletin de la Société de médecine de Besançon pour l'année 1888.

temps, 36 décès par fièvre typhoïde, et ces décès constituent, pour la plus grande part, sinon pour la totalité, le tribut prélevé par la fièvre typhoïde sur les habitants du quartier des Chaprais ;

2° La seconde de ces épidémies a sévi avec une intensité beaucoup plus grande dans la vieille ville, dans l'enceinte des murs de Vauban ; elle a débuté soudainement en avril, causé les premiers décès en mai, continué ses ravages en juin et juillet, pour cesser enfin en août, après avoir donné 72 décès sur 520 à 550 personnes atteintes de fièvre typhoïde ;

3° La troisième épidémie a été la moins meurtrière ; limitée dans la même circonscription urbaine que la précédente, dont elle semble n'avoir été qu'un retour offensif, elle a commencé en novembre 1886, pour finir en janvier 1887, après avoir causé 19 décès.

Ce sont ces trois épidémies, dont je me propose d'étudier l'histoire (très brièvement pour la première et la troisième, plus complètement pour la deuxième), et dont je crois avoir trouvé l'origine dans la contamination des eaux d'alimentation.

1° *Épidémie des Chaprais (septembre 1885 à avril 1886).* —L'épidémie des Chaprais a limité ses coups à ce quartier, et pour être plus précis, à la vallée de Fontaine-Argent ; elle a compté ses cas les plus nombreux parmi les habitants qui vivaient à peu de distance du ruisseau de Fontaine-Argent.

Cette épidémie a compté un nombre de cas qu'il est impossible d'évaluer exactement ; M. le docteur Perron nous donnait, dans une réunion de la Société de médecine, un aperçu de sa statistique personnelle d'après lequel on peut établir les phases d'augmentation, de décroissance de l'épidémie, sans qu'on puisse juger exactement son intensité ni sa gravité ; d'après cette statitisque, l'épidémie aurait débuté en septembre 1885, et le docteur Perron aurait observé :

En septembre, 5 cas de fièvre typhoïde.

En octobre,   8   —

En novembre, 3   —

En décembre, 2   —

En janvier,   5   —

En février,   0   —

En mars,   3   —

En avril,   1   —

En mai,   7, dont 4 venus de Besançon et à mettre sur le compte de l'épidémie de Besançon-ville dont je parlerai tout à l'heure.

Quant aux décès causés par cette épidémie, nous n'en connaissons pas non plus le nombre exact; cependant, comme la population de la ville proprement dite ne comptait pas de typhiques en traitement dans les maisons particulières, non plus que dans les salles civiles et militaires de l'hôpital Saint-Jacques, il est permis de croire que c'est à l'épidémie des Chaprais qu'est due l'élévation de la mortalité par fièvre typhoïde durant les trois derniers mois de 1885 et les trois premiers mois de 1886.

Alors qu'il n'y avait eu que quatre décès par fièvre typhoïde sur le territoire entier de Besançon (56,511 habitants) pour les quatre mois de juin, juillet, août, septembre 1885, la statistique municipale donne 13 cas de décès par cette maladie pour les trois derniers mois de 1885 et 23 cas de décès pour les trois premiers de 1886. En avril 1886, l'épidémie parait absolument arrêtée, et je ne trouve plus qu'un cas de décès pour ce mois.

A quelles causes peut-on attribuer cette épidémie très locale, qui avait duré six mois environ, et avait causé, pour la presque totalité, les 36 décès par fièvre typhoïde constatés sur le territoire de Besançon pendant ce laps de temps ?

Nous savions déjà que, dans le milieu de l'année 1885, un industriel de notre ville avait demandé à la préfecture l'autorisation de retirer d'un charnier établi en 1871 sur la lisière du bois de Chalezeule, les os provenant de très nombreux cadavres de bœufs qui avaient péri à la suite du typhus des bêtes à cornes ; cette autorisation, accordée par la préfecture, avait été suivie d'un commencement d'exécution de cette singulière et dangereuse exploitation ; mais, à la suite de l'ouverture de ce charnier, et de l'épandage à la surface du sol de ces détritus, animaux encore incomplètement consumés, des émanations si fétides s'étaient répandues dans toute la vallée de Fontaine-Argent, que les habitants de ce vallon formulèrent des plaintes énergiques à la suite desquelles l'autorisation fut retirée, le charnier fermé et recouvert d'une épaisse couche de terre. Mais, pendant le temps qu'avaient duré ces opérations si malsaines, les eaux de pluie avaient pu, en courant sur le sol couvert de ces détritus putréfiés, au voisinage du charnier, se charger de parcelles de matières animales en décomposition, et les transporter jusqu'au ruisseau de Fontaine-Argent, où ces eaux se déversent par suite de l'inclinaison du sol.

Il y a là probablement une première cause de contamination de ce ruisseau.

Mais cette cause probable de l'épidémie des Chaprais ne fut peut-être pas la seule, car, ainsi que le disait M. le docteur Perron, dans sa communication du 13 avril 1888 à la Société de médecine, il avait été frappé, ainsi que plusieurs de ses confrères, de ce fait que l'épidémie des Chaprais avait été précédée du curage du ruisseau de Fontaine-Argent. Nous n'avons malheureusement pas de renseignements précis sur la date de ces deux opérations (ouverture du charnier de Chalezeule (¹), et curage du ruisseau de Fontaine-Argent), ni sur leur rapport chronologique avec le début de l'épidémie typhoïde; la distribution des cas, la marche de l'épidémie, n'ont pas été étudiées avec assez de soin, et n'ont pas présenté de particularité assez saillante, pour qu'on puisse attribuer cette épidémie à l'une ou à l'autre de ces deux causes exclusivement; nous sommes dès lors obligés d'admettre que l'ouverture du charnier de Chalezeule, d'une part, le curage du ruisseau de Fontaine-Argent, d'autre part, ont eu chacun une part dans la production de cette épidémie typhoïde.

2° *Épidémie de Besançon-ville — mai-août 1886.* — L'épidémie des Chaprais avait cessé à peu près complètement, la mortalité par fièvre typhoïde, dans l'agglomération urbaine

(1) L'incrimination du charnier de Chalezeule est rendue plus légitime aujourd'hui qu'à l'époque où je lisais ce travail à la Société de médecine. Le curage du ruisseau, cause essentiellement temporaire, a depuis longtemps cessé ses effets, puisqu'il a été fait en 1885, et cependant l'eau de Fontaine-Argent, qui est collectée à l'aide de drains, placés sur la couche supérieure du sol dans des terrains situés en contre-bas du charnier de Chalezeule, cette eau a continué à être suspecte; elle a été accusée d'une épidémie de fièvre typhoïde qui a sévi aux Chaprais de juin à octobre 1888; on l'a incriminée enfin, à propos d'une autre épidémie limitée aussi aux Chaprais, de juin à septembre 1889; à la suite de cette épidémie, l'opinion publique a forcé la main à la municipalité et a fait rejeter de la consommation alimentaire l'eau de Fontaine-Argent; et, dans ce cas, l'opinion publique avait raison, puisque le docteur Pouchet a trouvé le bacille d'Eberth dans un échantillon de l'eau de Fontaine-Argent recueillie au cours de l'épidémie des Chaprais (1889). (Communication orale du docteur Mercier.)

Ces épidémies répétées (1885, 1888, 1889), et se localisant toujours au quartier des Chaprais, ne viennent-elles pas à l'appui de l'idée qu'elles sont produites par une cause permanente; et la cause permanente à invoquer sérieusement me paraît être l'existence d'un foyer d'infection, d'un charnier rempli de matières putrides, au voisinage et en haut des terrains où se recueillent dans des drains souterrains les eaux qui alimentent le château d'eau de Fontaine-Argent.

totale de Besançon, avait été réduite à 1 décès en avril 1886, quand éclata l'épidémie de Besançon *intra muros*.

Quelques cas de fièvre typhoïde se montrèrent vers la fin d'avril, et pour ma part, j'observai, à la date du 29 avril, un cas qui remontait au 25 avril, et fut suivi de décès le 12 mai suivant. Le 6 mai, un soldat entra à l'hôpital, atteint de fièvre typhoïde, et venant de la caserne de la Visitation. Le 12 mai, j'observai, dans ma clientèle, un second cas de fièvre typhoïde, dont le début remontait au 7 mai, et qui se termina le 18 mai, par la mort, au milieu d'accidents ataxo-adynamiques. A partir du 6 mai, les cas se multiplient parmi les militaires logés dans les casernes situées *intra muros*, mais seulement dans celles-là. Le 12 mai, on signale le premier cas d'entrée dans les salles civiles, pour fièvre typhoïde ; c'est une fille de vingt-huit ans, qui vient de la rue Proudhon. Puis les entrées deviennent de plus en plus nombreuses, dans les salles civiles et dans les salles militaires ; le maximum des entrées à l'hôpital se produit à la date du 17 mai.

Dès le 12 mai, les cas étaient nombreux aussi dans la population urbaine et ils étaient disséminés, sans prédominance bien marquée, dans toute l'étendue de la ville *intra muros*.

Ces cas nombreux de fièvre typhoïde, leur dissémination dans toute l'étendue de la ville *intra muros,* avaient jeté l'alarme dans la population bisontine. Le corps médical se demandait quelle pouvait bien être la cause d'une épidémie si brusque dans son apparition, si généralisée dans son extension ; on entendait incriminer des causes diverses ; les uns signalaient la présence d'un bateau chargé de vidanges et amarré en face du quartier de Rivotte, où un seul cas de fièvre typhoïde fut signalé pendant l'épidémie ; d'autres incriminaient les émanations provenant de terrains pro-

fondément remués pour la construction de l'égout de la
rue Saint-Pierre, et pour l'élargissement de la porte Bregille.

Pour rejeter d'emblée ces causes, il suffisait de remarquer que ce n'était pas dans le voisinage de ces terrains
bouleversés, de ces terres ramenées à la surface du sol après
un long enfouissement, que s'étaient déclarés les premiers
et les plus nombreux cas de fièvre typhoïde ; dès le début
de l'épidémie les cas s'étaient disséminés sur toute l'étendue de la ville *intra muros*, dans le canton nord aussi bien
que dans le canton sud, aussi bien dans les maisons particulières et les casernes, dont les habitants étaient libres de
leurs mouvements, que dans les établissements fermés,
dont les habitants restaient claquemurés dans les limites
étroites d'un collège, d'une pension, d'un couvent, d'un
hôpital. Le 17 mai, par exemple, jour qui marque l'apogée
de cette épidémie, on signalait des cas de fièvre typhoïde
dans les établissements d'instruction publique, au lycée,
chez les Frères de Marie, chez les Pères Eudistes, parmi les
élèves de la Maîtrise, au Sacré-Cœur, à l'école de l'hôtel de
Clermont, dans les établissements charitables (ouvroir de
la Madeleine, Refuge de la Miséricorde) ; je ne parle pas des
casernes, dont je parlerai longuement plus loin ; mais je signale de suite ce fait, que l'École normale des filles, et
l'école primaire supérieure des Frères (hôtel Vuilleret)
n'ont fourni aucun cas de fièvre typhoïde ; je dirai tout à
l'heure à quoi on peut attribuer cette immunité.

D'autres personnes, cherchant à pénétrer la cause de l'épidémie, pensaient à établir un rapport entre l'explosion de
l'épidémie typhoïde et l'encombrement des casernes par des
soldats de la territoriale convoqués pour les exercices de printemps ; le fait suivant démontre que l'encombrement n'eut
sur la santé de ces militaires qu'une influence bien faible,

sinon nulle ; parmi les territoriaux casernés à la citadelle, un homme venant de Paris eut, le soir même de son arrivée, des accidents gastro-intestinaux tellement graves, qu'on crut tout d'abord à un cas de choléra nostras ; la suite de l'observation établit qu'il s'agissait d'un cas de fièvre typhoïde et l'autopsie vint confirmer ce diagnostic ; les vomissements et probablement les selles de ce malade se trouvèrent répandus sur le sol de la chambrée, et cependant il n'y eut aucun autre cas de fièvre typhoïde parmi les voisins et parmi les camarades de ce malade, non plus que parmi le bataillon de territoriaux casernés à la citadelle et venus de points divers de la province et de la France ; ce cas fut le seul observé à la citadelle, malgré l'encombrement de ses casernements.

On cherchait donc à s'expliquer l'origine de l'épidémie par ces diverses causes, quand, le 19 mars, j'eus l'idée d'aller, pour mon instruction personnelle, me renseigner à l'hôpital sur la provenance des typhiques tant civils que militaires qui y étaient soignés. Voici les renseignements que je recueillis et que j'extrais de pièces officielles :

Le 20 mai, dans les salles militaires, il y avait 55 cas de fièvre typhoïde, parmi lesquels :

31 typhiques venus de la caserne Saint-Paul,
11 — — de la Visitation,
6 — — d'Arènes,
2 — — de Saint-Pierre,
1 — — des Jacobins,
1 — — du fort Griffon,
1 — — de la Citadelle,
1 — — du fort des Montboucons,
1 — — du quartier général.

Remarquons tout d'abord que, parmi les troupes de la place de Besançon, les troupes casernées dans les forts de deuxième ligne, les troupes casernées dans les forts Bregille, Chaudanne, et enfin tout un régiment d'artillerie caserné à la Butte ne fournissent aucun cas de fièvre typhoïde ; ce régiment est abreuvé d'eau d'Aglans, les troupes des forts boivent de l'eau de citerne.

Dans les 55 cas de fièvre typhoïde, 3 seulement proviennent de casernes qui ne sont pas alimentées par l'eau d'Arcier ; c'est d'abord le cas du malade qui vient de la citadelle, et qui n'est autre que ce soldat de la territoriale venu de Paris, et pris, le soir même de son arrivée, d'accidents gastro-intestinaux très graves et bientôt mortels. C'est ensuite le cas de ce malade venu du fort des Montboucons ; cet homme venait de quitter récemment l'hôpital, où il avait été abreuvé d'eau d'Arcier, quand il fut atteint de la fièvre typhoïde, quelques jours seulement après sa rentrée au fort des Montboucons ; c'est enfin le cas de cet ouvrier militaire caserné au fort Griffon, qui est alimenté d'eau d'Aglans ; cet homme passe toute sa journée à l'arsenal et a pu y faire usage d'eau d'Arcier ; mais, à la rigueur, on peut abandonner ce cas et le ranger parmi les cas sporadiques de fièvre typhoïde qu'on observe en tout temps dans une ville de l'importance de Besançon.

En résumé donc, sur 55 militaires atteints de fièvre typhoïde et en traitement à l'hôpital Saint-Jacques, on peut dire qu'un seul cas tout au plus concernait un homme ne faisant pas journellement usage d'eau d'Arcier.

A ce moment (d'après le dénombrement quinquennal du 30 mai 1886), la garnison de Besançon comptait 5,122 hommes répartis dans 12 casernes ; sur ce nombre, 3,735 hommes étaient casernés hors des limites de l'octroi, qui sont sensiblement les mêmes que celles de la distribution de l'eau d'Arcier, et 1,387 hommes étaient casernés hors des limites de l'octroi et alimentés d'eau d'Aglans ou de citerne. Les premiers, soit les 3/4 environ de l'effectif de la garnison, comptaient 52 typhiques hospitalisés le 20 mai; les derniers, soit plus du quart de l'effectif de la garnison, ne comptaient que 3 hommes typhiques hospitalisés le même jour, et encore parmi ces 3 malades, un seul fait-il vraiment exception à la remarque que les consommateurs d'eau d'Arcier sont seuls atteints de fièvre typhoïde.

On peut donc dire que, à cette date (20 mai), la garnison *intra muros*, celle qui fait usage habituel d'eau d'Arcier, est seule à payer tribut à la fièvre typhoïde, qui épargne à peu près complètement la garnison *extra muros,* alimentée d'autres eaux que celle d'Arcier.

Cette constatation me paraissant avoir quelque signification, je continuai mes recherches dans les salles civiles, et le même jour, 20 mai, je relevai les noms de 30 malades atteints de fièvre typhoïde (20 hommes, 10 femmes); sur ces 30 malades, 27 habitaient la ville *intra muros*, y prenaient leurs repas et faisaient usage d'eau d'Arcier.

Trois typhiques seulement, parmi les malades civils, habitent la ville *extra muros*. L'un est un homme qui habite la rue Poitune, il est vrai, mais prend ses repas à Champforgeron; il a eu autrefois un accès de fièvre intermittente; M. le docteur Coutenot range son cas parmi les cas douteux, inscrit sur le cahier de visite le diagnostic fièvre typhoïde, auquel il ajoute plus tard le diagnostic fièvre pernicieuse, qu'il marque d'un point d'interrogation; — le second de ces trois malades est un homme domicilié à Bregille; mais il travaille en ville et prend ses repas au fourneau économique, sur les tables duquel l'eau d'Arcier figure comme unique boisson; — le troisième cas, enfin, est le seul qui pourrait être considéré comme faisant véritablement exception et comme concernant un homme qui ne fait pas usage d'eau d'Arcier; cet homme habite la Butte, mais n'a jamais pris de repas en ville, avant d'être atteint de fièvre typhoïde et d'entrer à l'hôpital.

A ce moment, la population civile de Besançon comptait 49,531 habitants (recensement quinquennal de mai 1886), dont 38,238, soit à peu près les 4/5, agglomérés dans les limites de l'octroi et alimentés par l'eau d'Arcier, et 11,293, soit un peu plus de 1/5, agglomérés hors des limites de l'octroi et alimentés d'eau d'Aglans, Fontaine-Argent, Bregille, etc. Le premier groupe, soit un peu moins des 4/5 de la population, compte 27 typhiques hospitalisés le 20 mai, soit les 9/10 du chiffre total des malades en traitement ce jour-là à l'hôpital Saint-Jacques; le second groupe, soit un peu plus de 1/5 de la population, compte trois malades ou plutôt un seul typhique hospitalisé ce jour-là, soit le 1/30 seulement du chiffre total des malades; et cependant le second groupe de population, celui qui fournit si peu de typhiques, compte proportionnellement au moins autant d'ouvriers et de pauvres que le premier groupe.

On peut donc dire que, à cette date (20 mai), la population bisontine civile et militaire qui habite *intra muros*, celle qui est alimentée d'eau d'Arcier, était seule à envoyer des typhiques à l'hôpital, tandis que la population *extra muros* restait à peu près complètement indemne; et l'immunité de ce second groupe de population lui resta acquise durant toute l'épidémie, car, au dire des médecins des quartiers *extra muros*, les cas observés dans leur clientèle étaient ou bien des typhoïdes contractés en ville (collégiens, pensionnaires, etc.), et traités chez des parents logés *extra muros*, ou bien des cas de fièvre typhoïde contractés par des individus qui, habitant *extra muros*, venaient travailler en ville et y prenaient un de leurs repas, ou bien enfin quelques cas bien rares de fièvre typhoïde par contagion.

Ainsi donc, en résumé, et en réunissant les typhiques ci-vils et militaires, sur 85 malades en traitement à l'hôpital Saint-Jacques le 20 mai, au plus fort de l'épidémie, 79 concernaient des consommateurs d'eau d'Arcier, et 2 seulement des individus ne faisant pas usage alimentaire de ces eaux.

Je revins de l'hôpital Saint-Jacques et de ma visite dans les salles civiles et militaires, très frappé du caractère particulier que présentait à ce moment, dans sa distribution, l'épidémie de fièvre typhoïde de mai 1886; *cette distribution était exactement calquée sur celle des eaux d'Arcier.* C'est à la suite de cette remarque que je me décidai à accompagner dans son voyage d'exploration M. Jeannot, agent des eaux de la ville, chargé par la municipalité d'aller rechercher sur le plateau de Saône les causes possibles de cette épidémie.

Un second caractère de cette épidémie avait aussi frappé vivement le corps médical et le public, c'était la *soudaineté d'apparition de cette épidémie;* enfin, comme autres caractères non moins surprenants, on avait noté la *rapidité de l'extension de cette épidémie* à toute l'étendue de la ville *intra muros,* sa *dissémination rapide,* et enfin le laps de temps très court qui lui avait suffi pour frapper tous ses coups, pour atteindre toutes ses victimes, ou autrement la *brièveté de la durée de cette épidémie;* en effet, l'épidémie, qui avait débuté vers le 6 mai, avait atteint son maximum d'intensité du 17 au 20 mai, était entrée en décroissance à partir de ce moment, et ne comptait plus que quelques cas nouveaux à partir du 25 mai; vingt jours avaient donc suffi à cette épidémie pour frapper tous ses coups.

Il peut n'être pas sans utilité de s'arrêter quelques instants à considérer la durée si restreinte de cette épidémie et à la mettre en regard de la durée si longue et de l'allure si traînante des épidémies de fièvre typhoïde, observées à peu près annuellement à Besançon, avant qu'on eût comblé les fossés de Chamars, aux émanations fétides et pestilentielles desquels on attribuait ces épidémies annuelles. C'est ainsi que l'épidémie de 1856-1857, dont nous devons la relation si complète à M. le docteur Druhen aîné, ne dura pas moins de onze mois (octobre 1856 à août 1857), causa 228 décès, parmi lesquels 75 décès de soldats de la garnison ; c'est ainsi encore que l'épidémie de 1861-1862, dont M. le docteur Bruchon a si bien retracé les caractères dans son mémoire inséré dans nos Bulletins, cette épidémie dura cinq mois entiers (octobre 1861 à mars 1862 inclus), fournit environ 1,100 à 1,200 cas répartis sur la population civile et militaire et causa 160 décès, dont 39 de militaires. Autrefois donc, avant 1874, les épidémies de fièvre typhoïde observées à Besançon débutaient généralement en automne, duraient l'hiver entier et se prolongeaient souvent très avant dans le printemps, et l'allure de ces épidémies, si différente de celle de l'épidémie de 1886, devait laisser dans l'esprit cette impression qu'une cause nouvelle, accidentelle et passagère probablement, devait être cherchée pour expliquer l'origine de cette dernière épidémie.

C'est cette impression que me laissa la comparaison des épidémies anciennes et de l'épidémie actuelle de fièvre typhoïde à Besançon, et qui s'accentua davantage encore quand je considérai la provenance des typhiques en traitement à l'hôpital Saint-Jacques ; je fus bientôt persuadé que la limitation des cas de fièvre typhoïde sur la population civile et militaire alimentée d'eau d'Arcier, la soudaineté d'apparition de cette épidémie, sa rapide dissémination, la brièveté de sa durée, étaient autant de caractères que pouvait seule revêtir une épidémie due à l'eau potable, à l'eau fournie par la source d'Arcier. Le voyage d'exploration que je fis sur le plateau de Saône et dans le vallon de Nancray vint me confirmer dans cette opinion, et le 2 juin, je traduisis cette opinion dans un article inséré dans l'*Union franc-comtoise*, article qui eut la singulière fortune d'obtenir l'adhésion de beaucoup de personnes de la ville, mais de bien peu de mes confrères ; il est vrai que, à ce moment, les idées de propagation de la fièvre typhoïde par les boissons, par l'eau, en particulier, étaient peu répandues ; il est vrai aussi que la démonstration du *bacillus typhosus* n'avait pas encore été faite dans l'eau potable, en France, et que l'opinion des médecins français n'était pas favorable à ce mode de propagation de cette maladie, alors que depuis longtemps déjà on admettait, en Angleterre, que l'eau potable recélait souvent le germe, l'agent producteur de la fièvre typhoïde, la propageait, la répandait au gré de la distribution d'un puits, d'une source, d'un cours d'eau, ou même des produits d'une laiterie dont les vases avaient pu être nettoyés avec de l'eau contaminée.

En opposition à mon opinion sur l'origine de l'épidémie typhoïde de 1886, deux opinions contraires se firent jour, et je dois les examiner et les réfuter, avant de donner les arguments sur lesquels j'appuie mon opinion personnelle.

Et d'abord, l'épidémie de Besançon-ville de mai 1886 n'est-elle pas la suite, la continuation de l'épidémie des Chaprais (septembre 1885 à mars 1886) ?

Trois arguments principaux permettent de réfuter cette opinion : 1° si l'épidémie de Besançon-ville avait été la continuation de l'épidémie des Chaprais, il est incontestable que les premiers cas propagés des Chaprais à Besançon-ville eussent dû atteindre tout d'abord les habitants des quartiers de Besançon les plus voisins des Chaprais ; puis, partant de ces points, l'épidémie aurait ensuite fait tache d'huile sur le reste de Besançon-ville ; il n'en est rien de cette hypothèse et nous savons qu'un des caractères de cette épidémie a été son extension d'emblée à tous les quartiers de la ville, aux maisons particulières et aux internats situés dans le périmètre des remparts. 2° Dans l'hypothèse de la propagation de la fièvre typhoïde des Chaprais à Besançon, on aurait dû compter un plus grand nombre de typhiques dans les quartiers les plus rapprochés des Chaprais ; or, le 20 mai au plus fort de l'épidémie, la caserne Saint-Pierre, la plus rapprochée des Chaprais, ne comptait que deux typhiques en traitement à l'hôpital, la caserne Saint-Paul 31 typhiques, et la caserne de la Visitation 11 typhiques ; ces nombres sont plutôt en rapport avec l'importance de la population militaire de chacune de ces casernes qu'avec leur plus ou moins grande proximité des Chaprais. 3° Enfin, comment admettre cette propagation d'une épidémie par l'air, quand on se rappelle que les Chaprais ne comptaient plus que quelques rares typhiques en avril 1886 (le docteur Perron n'en signalait qu'un seul dans sa clientèle) ; il faudrait accepter que quelques rares typhiques ont pu fournir des germes typhiques en assez grande quantité pour que, transportés par l'air, ils aient contaminé rapidement, en quelques jours, un grand nombre d'habitants disséminés sur toute l'étendue de Besançon-ville. Il y a là vraiment une trop grande disproportion entre la cause et l'effet, pour accepter cette opinion, qu'un dernier argument permet de repousser victorieusement ; on sait que, à plus de 25 mètres, le voisinage d'un hôpital de varioleux n'est pas dangereux pour les habitants des maisons voisines ; il est plus que probable que le mode de transport du germe typhigène et du germe variolique est le même, et si on se rappelle que les Chaprais sont à plus de 200 mètres de distance des quartiers les plus rapprochés de Besançon, on voit qu'il n'est pas possible d'admettre que l'air ait pu ser-

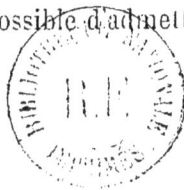

2*

vir d'agent de transport à la fièvre typhoïde des Chaprais à Besançon ; on peut donc dire que l'épidémie des Chaprais est indépendante de toute épidémie antérieure.

Pour expliquer l'origine de l'épidémie de fièvre typhoïde de 1886, M. le docteur Baudin s'est fait le champion de la théorie appliquée d'abord par Pettenkofer à l'étiologie des épidémies de choléra, et par Buhl à l'étiologie des épidémies de fièvre typhoïde : d'après cette théorie, une augmentation notable de la mortalité par fièvre typhoïde correspond, à peu près sans exception, à un abaissement de la nappe d'eau souterraine.

Cette théorie ne s'applique évidemment qu'aux villes ou aux parties de ville qui ont une nappe d'eau souterraine ; or, il est à Besançon une partie bâtie sur un banc de rocher qui descend des glacis au niveau du Doubs ; c'est le canton nord ; il n'a donc pas de nappe d'eau souterraine sujette à élévation et à abaissement, et cependant, « dans ce quartier populeux, des cas de fièvre typhoïde ont été observés, en même temps que dans le canton sud, et en aussi grand nombre dans les maisons particulières, dans les internats (ouvroir de la Madeleine), dans les casernes (Arènes). Pour le canton sud de Besançon, nous ne savons à peu près rien de la nappe d'eau souterraine qui doit y exister ; nous ignorons dans quelles limites de cette partie de la ville s'étend cette nappe d'eau, à travers les couches d'alluvion sur lesquelles est bâtie la ville ; il paraît cependant peu admissible qu'elle s'étende plus loin que les rues du Mont-Sainte-Marie, Victor Hugo, Ronchaux, Vieille-Monnaie, parce que ces rues sont bâties sur le banc de rocher qui descend de la citadelle vers le Doubs, et cependant dans ce quartier élevé de la ville, dès le début de l'épidémie, des cas nombreux de fièvre typhoïde ont été observés chez les particuliers, dans les nombreuses maisons d'éducation et couvents de ce quartier (Frères de Marie, Refuge de la Miséricorde, Maîtrise de la cathédrale) ; dans ce quartier du canton sud, comme dans le canton nord entier, l'influence de variations de la nappe d'eau souterraine ne peut pas être admise pour expliquer la véritable explosion de cas de fièvre typhoïde qui s'y est produite brusquement.

Mais, en laissant de côté tous les doutes légitimes sur l'existence d'une nappe d'eau souterraine et en admettant qu'elle existe dans toute l'étendue de la ville *intra muros*, j'opposerai à l'application à l'épidémie de 1886 de la théorie de Pettenkofer, un argument très puissant, prévu par M. Baudin, et qui est le suivant : Comment se fait-il que, depuis 1873, il y ait eu à Besançon des élévations considérables de cette nappe d'eau souterraine, soit par suite des crues annuelles du Doubs (crues du printemps et crues d'automne) ; comment se fait-il, dis-je, que ces crues, dont quelques-unes ont été considérables (1877), énormes même (en décembre 1882, a eu lieu la crue la plus forte du Doubs connue de mémoire d'homme), n'aient, jamais qu'en 1886, été suivies d'une épidémie de fièvre typhoïde ?

Qu'il me soit permis enfin d'exposer un dernier argument, en considération duquel il me paraît difficile d'appliquer la théorie de Pettenkofer-Buhl à l'étiologie de l'épidémie de mai 1886. D'après cette théorie, les germes typhigènes se multiplieraient dans les détritus organiques abandonnés par l'eau de la nappe souterraine dans ses mouvements d'abaissement; je comprends cette multiplication des germes typhiques dans un sol doué d'une température et d'une humidité convenables; mais comment ces germes pénètrent-ils du sol dans le corps humain? Ils ne peuvent y arriver que par deux voies ; ou bien ces germes remontent à la surface du sol par les courants d'air ascensionnels dans les espaces capillaires du sol, et pénètrent ensuite dans les voies respiratoires ; ou bien ils passent, par des fissures du sol, dans l'eau des sources ou des puits et de là pénètrent dans les voies digestives ; cette dernière voie de pénétration des germes typhiques ne pouvant être admise pour les habitants de Besançon qui ne s'abreuvent pas du tout d'eau de puits, mais bien d'eau de source, dont les tuyaux d'adduction doivent être parfaitement étanches, il reste la première voie de pénétration de ces germes, les voies respiratoires ; mais comment admettre que des germes typhiques formés dans les profondeurs du sous-sol bisontin aient pu arriver par des fissures, des espaces capillaires, des bouches d'égout et arriver simultanément dans tous les quartiers de la ville jusqu'aux voies respiratoires d'un aussi grand nombre d'habitants de la ville, vivant dans des conditions aussi différentes, dans les quartiers bas comme dans les quartiers élevés, dans les étages inférieurs comme dans les étages supérieurs des maisons ?

Je crois donc être en droit de repousser l'application de la théorie de Pettenkofer-Buhl à l'étiologie de l'épidémie de mai 1886, parce que : 1° cette épidémie a sévi simultanément et avec la même intensité dans des quartiers où la nappe d'eau ne peut être admise, et dans des quartiers de la ville où elle existe incontestablement ; 2° depuis 1873, il y a eu des crues annuelles, et des inondations très fortes (1877-1882) (1), à la suite desquelles la nappe d'eau souterraine s'est abaissée sans qu'on ait jamais observé

_____

(1) A la suite de l'inondation de 1882, pendant laquelle le Doubs s'est élevé à 30 centimètres plus haut que pendant l'inondation de 1852, j'ai observé et eu à traiter dans une clientèle des accidents palustres en bien plus grand nombre que dans les années précédentes ; c'étaient des fièvres palustres vraies ou larvées, ou compliquant d'autres maladies fébriles ; j'ai même cru remarquer que ces accidents palustres étaient plus fréquemment observés chez des malades habitant le rez-de-chaussée, toujours froid et souvent humide à Besançon.

d'élévation correspondante de la mortalité par fièvre typhoïde.

Après avoir démontré que ni l'air ni l'eau souterraine ne peuvent être accusés d'avoir apporté les germes de la fièvre typhoïde à Besançon en mai 1886, je dois donner les raisons pour lesquelles j'attribue à l'eau potable, à l'eau d'Arcier, le rôle de véhicule importateur des germes typhigènes, et je pense que le foyer de contamination de cette eau était dans un point antérieur (ruisseau de Nancray) à sa source apparente (source d'Arcier). Mais auparavant, je dois signaler une particularité de cette épidémie, particularité très exceptionnelle et relative aux catégories sociales et aux âges qui ont payé à ce fléau le plus lourd tribut. Le plus grand nombre des personnes atteintes étaient des troupiers, ce qui n'a rien d'étonnant, étant donnée la prédisposition connue des soldats à la fièvre typhoïde, ou des enfants au-dessous de 10 ans, ce qui me paraît mériter qu'on s'y arrête quelques instants ; pendant cette épidémie, tous les médecins ont été frappés du grand nombre d'enfants atteints ; l'examen des statistiques fournies à la mairie par un certain nombre de médecins de la ville, la proportion de décès d'enfants au-dessous de 10 ans, confirment cette observation.

L'épidémie a compté environ 520 cas, nombre que je trouve inférieur à la réalité, parce qu'il ne comprend que les cas de fièvre typhoïde confirmée et non pas les cas de fièvre typhoïde abortive, de typhus levissimus, de typhus ambulatorius, et ces cas ont été nombreux, si j'en juge par ma statistique personnelle ; en effet, en outre des 13 cas de fièvre typhoïde consignés dans le bulletin remis par moi à la mairie, j'ai noté 4 cas de fièvre typhoïde abortive, dont 3 concernant des enfants au-dessous de 10 ans, et 1 concernant une jeune fille de 20 ans.

Sur 520 cas de fièvre typhoïde confirmée, il y a eu 72 décès, soit 13.4 %, ce qui est une proportion favorable ; sur ces 72 décès, je trouve inscrits 17 décès d'enfants au-dessous de 10 ans, soit plus du 1/5 du chiffre total des décès causés par l'épidémie ; ce nombre de 17 décès d'enfants au-dessous de 10 ans implique une forte morbidité des enfants de cet âge ; en effet, d'après la proportion entre la morbidité générale et la mortalité générale, dans cette épidémie, 17 décès supposent 125 cas de fièvre typhoïde.

Il y aurait donc eu 125 cas de fièvre typhoïde observés chez des enfants au-dessous de 10 ans, et certainement ce nombre n'est pas exagéré ; car si j'en juge par les deux seules statistiques particulières que j'aie entre les mains, celle du docteur Toubin et la mienne, la mortalité des enfants n'a pas été considérable ; en effet, sur 11 cas de fièvre typhoïde consignés dans ces statistiques et concernant des enfants au-dessous de 10 ans, il n'y a eu aucun décès ; d'après ces statistiques, il est à croire que la mortalité des enfants au-dessous de 10 ans a été faible, et que 17 décès d'enfants de cet âge correspondent à un nombre de malades beaucoup plus considérable qu'on ne pourrait le croire en rapportant ces décès à la proportion de la mortalité générale de cette épidémie.

Je trouve énorme ce nombre de 125 enfants au-dessous de 10 ans, atteints de fièvre typhoïde, sur un total de 520 cas ; car il ne faut pas oublier que cette maladie réserve habituellement ses coups les plus nombreux aux personnes d'un âge supérieur à 15 ans.

Cette particularité est signalée pour la première fois à Besançon ; car dans leurs relations des épidémies de 1856-1857 et de 1861-1862, les docteurs Druhen et Bruchon ne mentionnent pas cette dérogation aux lois habituelles de l'étiologie de la fièvre typhoïde.

Cette particularité exceptionnelle n'est-elle pas un argument qui permet d'attribuer à l'épidémie de 1886 une cause exceptionnelle? et n'est-il pas rationnel de chercher cette cause dans l'eau potable, quand on remarque que les deux catégories sociales les plus fortement frappées par l'épidémie, les soldats et les enfants, ont été celles dans lesquelles on fait le plus facilement un usage immodéré de l'eau; quand on se rappelle en outre que cet usage immodéré de l'eau a été justifié en quelque sorte par les chaleurs et la sécheresse extraordinaire qui ont régné pendant toute la durée de l'épidémie?

A mon avis donc, l'eau d'Arcier recélait la cause de cette épidémie, et j'ai signalé déjà plus haut les preuves à l'appui de cette opinion: 1° limitation exacte de l'épidémie au cercle de distribution de l'eau d'Arcier; 2° soudaineté du début de l'épidémie; 3° simultanéité d'apparition des cas de fièvre typhoïde dans toute l'étendue de cette partie de la ville à laquelle est distribuée l'eau d'Arcier : et cette distribution embrasse toute la ville *intra muros*, avec le quartier de Canot en plus, avec le fort Griffon, l'école normale des filles, l'école supérieure primaire des Frères (hôtel Vuillerel), en moins; je rappellerai en passant que le fort Griffon alimenté d'eau d'Aglans, et qui sert de caserne aux ouvriers militaires de l'arsenal, ne donna des fièvres typhoïdes qu'en proportion bien inférieure aux autres corps de troupes casernés dans la ville; je signalerai aussi ce fait que l'école normale des filles, peuplée de jeunes filles prédisposées par leur âge à la fièvre typhoïde, n'en compta aucun cas.

Mais quelle était donc la cause de contamination de l'eau d'Arcier? Contenait-elle le bacille qu'Eberth et Gaffky avaient étudié et nettement déterminé, mais qui, en France, n'avait pas encore été découvert dans l'eau potable, puisqu'il ne l'a été pour la première fois que dans l'épidémie de Pierrefonds (1886), par le professeur Brouardel? Je dois dire que j'avais eu la pensée de faire analyser, à ce point de vue spécial, les eaux d'Arcier recueillies pendant la période décroissante de l'épidémie (20 au 26 mai); mais ce projet ne fut pas exécuté, parce que je ne connaissais, à ce moment, aucun savant français qui se fût occupé de ce point spécial de microbiologie.

Ne pouvant donc espérer trouver dans l'eau elle-même l'agent figuré de la fièvre typhoïde, je résolus de rechercher si les eaux d'Arcier n'avaient pas été contaminées, dans leur cours, par des matières organiques provenant de typhiques ou par quelque autre cause; je me joignis donc à M. Jeannot, agent des eaux de Besançon, et le 20 mai, j'explorai avec lui le plateau de Saône et les communes avoisinantes. Après avoir acquis la certitude qu'il n'y avait eu aucun cas de fièvre typhoïde à Saône, ni dans les autres villages qui entourent les marais de Saône, non plus que dans le village de Gennes, nous arrivâmes en dernier lieu au gouffre de Nancray, dans lequel disparaît un ruisseau formé de deux ruisselets, celui de Nancray et celui qui vient d'un vallon situé entre Osse et Nancray; à première vue, et après examen de la carte d'état-major, que nous avions entre les mains, l'idée nous vint que le ruisseau absorbé par ce gouffre devait aller former la source d'Arcier; des expériences faites, quelques jours plus tard, démontrèrent que cette opinion était bien fondée, et que le sel marin jeté dans le gouffre de Nancray se retrouvait, après sept ou huit heures, dans l'eau de la source d'Arcier, et aussi dans l'eau de certaines fontaines des villages de Corcelle et de Grand-Vaire.

Le ruisseau de Nancray, origine réelle de la source d'Arcier, coule dans un vallon, qui se termine en demi-cuvette

dans laquelle le village de Nancray est bâti en amphithéâtre ;
les eaux pluviales qui tombent dans ce village vont donc
en définitive se rendre dans ce ruisseau.

Il n'y avait eu depuis longtemps aucun cas de fièvre typhoïde dans ce village ; mais à 800 mètres du village, sur
un côté du vallon de Nancray, se trouvait un charnier, de
20 ares de surface environ, et dans lequel 35 têtes de bé-
tail avaient été enfouies, en novembre et décembre 1885,
à la suite d'une épizootie de cocotte ou fièvre aphteuse ;
l'enfouissement avait été fait sans aucune précaution de
désinfection, et à si faible profondeur, que les membres
d'un des animaux enfouis étaient visibles à la surface du sol ;
les eaux pluviales qui tombaient sur ce charnier devaient
s'écouler dans le ruisseau, situé à 7 ou 800 mètres de distance et en contre-bas. Il était à noter que des pluies
abondantes et prolongées étaient tombées au commencement de mars, et que, à leur suite, les eaux d'Arcier avaient
été troublées du 6 au 12 mars.

Je conçus donc la pensée que les produits de la putréfaction de ces matières animales avaient pu être apportés
dans le ruisseau de Nancray par les eaux tombées en abondance à la surface du charnier, et avaient pu être entraînés
du ruisseau de Nancray dans les eaux d'Arcier et dans
l'aqueduc qui conduit à Besançon les eaux de cette source ;
je traduisis même cette pensée dans un article inséré le
2 juin dans l'*Union franc-comtoise*, et dans lequel je dis
que « je suis disposé à conserver l'opinion (émise depuis le
« 20 mai) que ce charnier a pu jouer un rôle dans la pro-
« duction de cette épidémie, et à penser qu'il est de la plus
« haute importance de poursuivre l'étude de l'origine de
« cette épidémie. »

Dans un article qu'un vétérinaire anonyme publia dans
le *Petit Comtois* à la date des 20 et 21 septembre, on me fit

dire que, en soutenant mon opinion sur l'origine de l'épidémie de mai 1886, j'admettais l'identité du microbe de la fièvre
typhoïde et du microbe de la fièvre aphteuse, ou bien encore que j'admettais la transformation du dernier de ces
microbes dans le premier ; je n'avais absolument rien dit
ni pensé de semblable ; je croyais simplement que le ruisseau de Nancray, où avaient pu arriver les produits de putréfaction du charnier, pouvait constituer un excellent ter-
rain de culture pour le microbe de la fièvre typhoïde ; et ce
microbe se trouve très répandu dans les milieux qui nous
entourent, s'il faut en croire les faits du genre de celui que
je vais citer et qui semble démontrer que le germe typhique peut se multiplier dans les eaux où se putréfient des
viandes provenant d'animaux sains. Dans un village du
Doubs qui se nomme Septfontaine, probablement parce
qu'il n'y a pas de fontaines, mais seulement des citernes pour
alimenter d'eau la population, et dans un moment où la
fièvre typhoïde ne régnait ni dans ce village ni dans les envi-
rons, le docteur Colard fils (d'Ornans), de qui je tiens ce récit,
fut appelé à traiter, dans une ferme isolée, six personnes atteintes de fièvre typhoïde ; de suite et comme d'instinct, le
médecin fit fermer et interdire la citerne qui alimentait la
ferme ; l'épidémie cessa, non sans avoir causé la mort d'un
typhique sur six, et, dans la citerne de la ferme, on trouva
un placenta de vache putréfié ; aucun animal de cette espèce
n'avait péri récemment ni dans la ferme, ni dans le village.
L'autopsie du malade décédé ne fut pas faite et ne vint pas
démontrer qu'un placenta de vache peut, par le fait de la
putréfaction dans l'eau, multiplier des germes typhigènes ;
c'est là une objection à faire, mais à laquelle il est facile de
répondre que, s'il est possible de confondre avec une fièvre
typhoïde une entérite à forme typhoïde causée par inges-
tion de viandes putréfiées ou d'eau dans laquelle des vian-

des se sont putréfiées, il n'est guère possible de faire cinq
ou six erreurs de ce genre.

J'admettais donc que des microbes de fièvre typhoïde
avaient pu se développer dans l'eau du ruisseau de Nancray: mais comment, me disait-on, admettre que ces microbes ont pu être transportés à Besançon, quand on se
rappelle que les eaux du ruisseau de Nancray mettent huit
heures à parcourir l'espace qui sépare le gouffre de Nancray
de la source d'Arcier, et quand on remarque que, pendant
ce long trajet et ce long laps de temps, l'eau a eu le temps
de se filtrer complètement et de se débarrasser de toutes les
matières étrangères et impures qu'elle peut contenir? A
cela, je répondrai que, même dans les moments où l'eau
d'Arcier est limpide en apparence, elle contient cependant
des substances terreuses, qui se déposent dans les vases où
on la reçoit; si on met à côté l'une de l'autre deux carafes
remplies d'eau d'Arcier, l'une d'eau non filtrée et l'autre
d'eau filtrée au filtre Chamberland, on est frappé de l'aspect
louche de l'eau non filtrée, même dans les moments de plus
grande limpidité, et, comme contre-épreuve, on voit, dans
ces mêmes moments, la surface extérieure de la bougie
Chamberland se recouvrir d'une couche jaunâtre et ter-
reuse; ainsi donc la filtration de l'eau d'Arcier, durant son
parcours du gouffre de Nancray à la source d'Arcier, n'est
jamais bien parfaite, et elle peut entraîner dans son cours
des matières étrangères, des germes pathogènes; il ne peut
d'ailleurs guère en être autrement, quand on se rappelle que
l'eau partie du ruisseau de Nancray pour arriver à la source
d'Arcier ne traverse pas des couches de sable, de gravier,
mais bien une faille; c'est l'avis formellement exprimé par
M. Résal, dans son ouvrage sur la *Statistique du Doubs et
du Jura* (p. 52): « Il paraît, dit-il, nettement démontré que
« la source d'Arcier est le résultat de l'absorption des eaux

« pluviales descendant le long des pentes dirigées vers une
« grande faille qui passe par Arcier. » Mais s'il est vrai que
jamais la filtration des eaux d'Arcier ne soit bien parfaite,
elle l'est encore beaucoup moins dans les temps de crue du
ruisseau de Nancray, et il ne faut pas oublier que les pluies
abondantes et prolongées du commencement de mars ont
troublé les eaux d'Arcier du 6 au 18 mars. Il ne faut pas oublier non plus que les pluies abondantes ont un autre incon-
vénient grave, de compromettre la pureté des eaux d'Arcier,
en y précipitant quantité de matières organiques dont les
eaux pluviales se chargent en tombant sur le village de Nancray, et qu'elles emportent dans le ruisseau.

Quand on tient compte de ces remarques, il n'est pas
étonnant que la pureté des eaux d'Arcier, si indiscutable
pour beaucoup de personnes, n'ait pas toujours réuni tous les
suffrages , je n'en veux pour preuve que ce que M. le docteur Druhen dit de cette eau dans sa Relation de l'épidémie
de fièvre typhoïde à Besançon en 1857 (p. 27) : « On objecte
« que l'eau des nouvelles fontaines (alimentées depuis 1846
« par l'eau d'Arcier) manque de fraîcheur en été, de limpi-
« dité en tout temps, qu'elles déposent un précipité qui im-
« prime aux vases où elle séjourne une odeur fade, herba-
« cée et désagréable, qu'elles recouvrent les fontaines de
« boue, de mousse, de conferves et d'autres plantes aqua-
« tiques, qui forcent à les écurer tous les quinze jours. J'a-
« joute que de la vase prise dans la cuve de la fontaine
« Sainte-Madeleine et enfermée dans un vase clos a pro-
« duit, après cinq ou six jours, une odeur fétide semblable
« à celles de matières animales en putréfaction. » M. le docteur Druhen attribue, il est vrai, ces caractères de l'eau
d'Arcier à leur mélange avec l'eau d'une source provenant
des Granges de Montfaucon, et rejetée dans l'aqueduc d'Arcier, et il formule l'espoir que l'abandon de cette source,

de faible importance d'ailleurs, rendra aux eaux d'Arcier leur transparence et leur fraîcheur ; je ne sais si cette mesure désirée par M. le docteur Druhen a été prise par le service des eaux de Besançon, mais ce qui est certain, c'est que les caractères organoleptiques des eaux d'Arcier sont restés tels que M. le docteur Druhen les décrivait en 1858.

Mais, en admettant dans les eaux d'Arcier la présence de germes typhigènes, en admettant leur transport à Besançon, comment se fait-il, m'objecte-t-on, que les villages de Grand-Vaire et Corcelle, qui comptent un total de 500 habitants environ et reçoivent les eaux du ruisseau de Nancray, aient échappé à l'infection par ces eaux contaminés et n'aient pas compté de cas de fièvre typhoïde en mai 1886 ? Je n'ai pas, il est vrai, une connaissance exacte de ces localités ; j'ignore si leurs habitants ne font usage que des eaux venant du ruisseau de Nancray ; j'ignore également si ces localités avaient été récemment visitées par une épidémie de fièvre typhoïde grave ou atténuée ; mais ce que je sais, c'est que, dans ces localités, l'eau des fontaines est courante, sans cesse renouvelée, qu'elle n'est pas amenée par un long aqueduc et distribuée par un système de longs tuyaux dans lesquels peuvent se faire des cultures du germe typhique, et cela parce qu'il y a des points de cet aqueduc et de ce système de tuyaux où l'eau stagne, et peut se trouver dans des conditions de température plus favorables à la culture des microbes ; il y a là, je crois, une remarque qui est à prendre en considération et qui peut expliquer comment les habitants assez nombreux de deux localités ont pu échapper à une maladie qui a sévi au contraire avec intensité sur le groupe le plus important de la population bisontine ; enfin, l'opportunité morbide n'était-elle pas plus grande pour les habitants de Besançon, éprouvés déjà par plusieurs maladies épidémiques successives (variole de fin 1884 et de 1885

— rougeole de l'automne de 1885) que pour les habitants du Grand-Vaire et de Corcelle, et ces derniers n'étaient-ils pas dans cet état de résistance où se trouvaient d'ailleurs le plus grand nombre des Bisontins, puisqu'on n'a compté que 500 à 600 cas de fièvre typhoïde sur 30,000 habitants alimentés exclusivement d'eau d'Arcier?

J'arrive à une autre objection formulée contre mon opinion sur l'origine de l'épidémie de mai 1886 : étant admis que les germes typhigènes ont pu arriver dans l'eau d'Arcier, mais ont dû y arriver en abondance surtout après les crues du ruisseau de Nancray et les moments de trouble de l'eau d'Arcier, comment se fait-il que, l'eau d'Arcier ayant été troublée du 6 au 12 mars, pour la dernière fois, les premiers cas de fièvre typhoïde se soient développés seulement à partir du 25 avril (observation personnelle), du 6 mai? Cette objection revient à demander combien de temps peut s'écouler entre le moment de la contamination d'une source, d'un ruisseau, et le moment où éclatent les premiers cas de fièvre typhoïde parmi les consommateurs d'eau de cette source, de ce ruisseau. A cette demande, et en prenant un exemple, on peut répondre qu'une fièvre typhoïde, qui a débuté le 25 avril, remontait, comme date du début de l'infection, au 11 avril ; or, entre le 11 avril et le 12 mars, dernier jour où l'eau d'Arcier a été troublée, il s'est écoulé 30 jours, durant lesquels les germes typhigènes se seraient multipliés dans l'aqueduc, les tuyaux, les conduites, les regards, le château d'eau, et multipliés en assez grand nombre pour infecter les organismes humains déjà prédisposés. Il est, en effet, important de remarquer que dans la transmission des maladies infectieuses, la quantité de matière morbide, de germes pathogènes, est à considérer, et c'est probablement parce que les germes typhigènes ne sont pas assez nombreux, que, au début des épidémies de fièvre typhoïde, on observe tant de cas de fièvres atténuées, qu'on inscrit sous le nom d'embarras gastriques fébriles, de fièvres catarrhales, de fièvres abortives. A cette objection, je puis répondre d'abord en demandant si l'état trouble des eaux d'Arcier est noté et signalé, dans toutes ses variations, avec une bien scrupuleuse exactitude ; il me souvient, en effet, que, au cours de l'épidémie, plusieurs personnes dignes de foi m'affirmèrent avoir remarqué un état trouble des eaux d'Arcier bien après le 12 mars ; et puis, cette date fût-elle la dernière où l'eau d'Arcier a été troublée, j'accorde qu'il pourrait rester peut-être quelque doute sur le mode exceptionnel, mais non sur le fait du développement du germe typhique dans l'eau d'Arcier, ce fait restant absolument démontré par les caractères si remarquables présentés par cette épidémie dans son apparition, dans sa dissémination et dans sa durée.

On a aussi élevé contre l'origine aqueuse de l'épidémie de fièvre typhoïde de mai 1886 une objection qui est la suivante : comment se fait-il, ont dit quelques médecins, que tant de Bisontins aient été épargnés, et qu'un si petit nombre d'entre eux aient été atteints de cette maladie (500 à 600 cas sur 30,000 habitants), quand la cause de cette maladie était commune à tous, quand tous faisaient usage journalier de l'eau d'Arcier ? Je ferai remarquer tout d'abord que le nombre de personnes atteintes par l'épidémie est beaucoup plus considérable qu'il ne paraît d'abord ; en effet, beaucoup de cas de fièvre typhoïde atténuée sont considérés comme des courbatures, des embarras gastriques, permettent la continuation du train de vie ordinaire, ne réclament pas de soins médicaux ; comme terme de comparaison, je rappellerai le grand nombre de ces cas de fièvres éruptives, qu'on observe au cours des épidémies, cas si obscurément ébauchés, qu'on ne les soupçonnerait pas, si on n'était pas au milieu d'une épidémie, si on n'avait pas pour s'éclairer les symptômes d'invasion, et la desquamation, symptômes dont on ne retrouve pas les analogues dans les fièvres typhoïdes atténuées.

Il convient, d'autre part, de se rappeler que dans une ville telle que Besançon, où, pendant de longues années, la fièvre typhoïde a régné à l'état d'endémo-épidémie, un grand nombre de ses habitants ont acquis contre cette maladie une immunité due à une atteinte antérieure, et cette atteinte est souvent si bénigne, si atténuée, qu'elle peut se cacher aux yeux des médecins sous les apparences d'une simple diarrhée saisonnière, d'un embarras gastrique fébrile, et ne laisser aucune trace dans la mémoire des malades.

Dans la population bisontine, les personnes qui jouissent d'une telle immunité sont sans doute très nombreuses, mais le nombre est plus grand encore des habitants qui doivent à leur âge (enfance ou vieillesse) d'être à l'abri des coups de cette terrible maladie.

Toutes ces causes d'immunité expliquent bien, ce me semble, pourquoi un nombre considérable de consommateurs d'eau d'Arcier a donné un nombre relativement si faible de cas de fièvre typhoïde ; ce fait n'est pas d'ailleurs particulier à notre épidémie de 1886, mais il est observé, heureusement pour l'espèce humaine, dans toutes les épidémies locales et dans toutes les grandes épidémies ou pandémies (choléra, grippe, etc.).

Enfin, pour dernière objection opposée à l'origine de l'épidémie de 1886, on demande comment des quartiers aussi importants que Rivotte, Tarragnoz et Canot, tous trois alimentés d'eau d'Arcier, ont pu échapper à l'épidémie ? Un cas a été signalé dans le faubourg Rivotte, dès le début de l'épidémie ; on ne peut pas soutenir qu'il n'y a pas eu d'autres cas à Rivotte, à Tarragnoz et à Canot, quand on remarque que, peut-être par une interprétation trop sévère de l'obligation du secret professionnel, neuf médecins de la ville ont refusé de faire connaître leurs statistiques ; enfin, ces quartiers situés sur le pourtour de la ville, en dehors du mur d'enceinte, se trouvent dans des conditions hygiéniques (circulation plus libre de l'air, densité beaucoup moins grande de population) qui ont pu rendre leurs habitants moins vulnérables et moins accessibles à l'action des germes typhigènes.

Quelques mots de résumé pour finir ; cette épidémie de mai 1886, séparée par un intervalle de 13 ans de l'épidémie de 1873, la dernière dont Besançon eût eu à souffrir (144 décès), avait beaucoup surpris la population et le corps médical bisontins, qui s'étaient habitués à cette idée que la disparition des fossés de Chamars (1873-1874) avait entraîné comme conséquence l'extinction du foyer typhoïdique que représentaient ces fossés depuis que, par le creusement de la gare d'eau (1832-1833), on avait transformé en marais ces fossés où auparavant l'eau était courante ; de 1832 à 1873, Besançon, où la fièvre typhoïde était devenue endémique, était exposé, à peu près chaque année, à des épidémies de printemps et d'automne qui exerçaient parfois de terribles ravages dans la population civile et militaire. Ces épidémies, qui débutaient presque toujours par la population militaire, sévissaient d'abord sur les recrues incorporées en automne et exercées sur le bord des fossés de Chamars ; elles s'étendaient ensuite à la population civile, et les médecins civils attribuaient ces épidémies à l'action des effluves de ces fossés à eau croupissante où venait se déverser, paraît-il, l'égout de l'hôpital civil et militaire ; les allures de ces épidémies étaient remarquables ; leur marche était lente, traînante, leur durée fort longue

(5 mois pour l'épidémie de 1861-1862 — 11 mois pour l'é-
pidémie de 1856-1857), et elles semblaient faire tache
d'huile de la population militaire sur la population civile.
Les caractères de l'épidémie de 1886 étaient bien faits pour
étonner les médecins qui, depuis 1833, avaient observé et
traité la fièvre typhoïde à Besançon ; je rappellerai encore
le début soudain de cette épidémie, que rien n'avait fait
prévoir, son extension rapide et simultanée à tous les
groupes de population civile et militaire alimentés par
l'eau d'Arcier, l'immunité de la population alimentée par
d'autres sources, la brièveté de la durée de cette épidémie ;
après avoir débuté vers le 6 mai, avoir eu son maximum
d'intensité vers le 20 mai, elle avait donné ses derniers
cas vers le 20 juin ; 520 à 550 personnes environ avaient
été atteintes dans ce laps de temps et avaient payé leur tribut à cette maladie, qui avait causé 72 décès (31 en mai,
28 en juin, 9 en juillet et 3 en août).

3° *Épidémie de Besançon-ville (novembre et décembre
1886).* — L'émotion causée dans la population bisontine
par l'épidémie de mai avait fait place à une quiétude absolue
quand tout à coup, en novembre 1886, on apprit que de nouveaux et nombreux cas de fièvre typhoïde étaient signalés ;
de même qu'en mai, des cas assez nombreux étaient observés
dans la partie de la ville alimentée par l'eau d'Arcier ; de
même qu'en mai, les enfants étaient atteints de préférence,
dans la population civile ; dans les premiers jours de novembre, deux cas étaient signalés chez les Frères de Marie,
1 cas au lycée, 1 cas chez les Pères Eudistes, 1 cas au Sacré-Cœur, 1 cas à la Maîtrise de la cathédrale ; et un assez
grand nombre d'enfants étaient en traitement dans leurs
familles, en ville ; de même qu'en mai, la population militaire était très éprouvée, les cas de militaires admis à l'hôpital se répartissaient ainsi :

5 cas de fièvre typhoïde en septembre.

4	—	en octobre.
12	—	en novembre.
42	—	en décembre.
2	—	en janvier.

Sur ces 65 cas, 59 concernaient des militaires casernés en ville, dans la zone de distribution des eaux d'Arcier ; ils appartiennent aux corps de troupes suivants :

Au 5e d'artillerie, 21.

Au 60e de ligne, 19.

Au 3e bataillon de chasseurs, 9.

A la 7e section d'administration, 9.

Au secrétariat d'état-major, 1.

Et 6 seulement de ces 65 malades proviennent de casernes alimentées par l'eau d'Aglans ou d'autres.

2 viennent du 4e régiment d'artillerie.

2 — de la compagnie d'ouvriers militaires.

1 — du détachement du génie.

1 — du 44e de ligne.

Comme l'épidémie de mai, celle de novembre est remarquable par son début brusque et par la brièveté de sa durée.

Mais à côté de ses traits communs avec l'épidémie de mai, l'épidémie de novembre offre à considérer des caractères différentiels ; et d'abord, elle est beaucoup moins intense, ne donne guère qu'une centaine de cas, avec 16 décès en décembre et 3 en janvier ; ensuite, elle atteint beaucoup moins la population civile pauvre, celle dont les malades sont traités d'habitude à l'hôpital ; neuf typhiques seulement, dont trois hommes et six femmes, sont admis dans les salles civiles en novembre et décembre 1886.

Quelle idée peut-on se faire de l'origine de cette épidémie ? A mon avis, cette épidémie de novembre pourrait être considérée comme une sorte de réveil de celle de mai, et pourrait être attribuée à une cause de même ordre, sinon tout à fait identique ; c'est encore à la contamination des eaux d'Arcier par le bacille typhique que j'en attribuerais l'origine.

Du 19 mai au 12 octobre 1886, une sécheresse prolongée avait régné, qui n'avait été interrompue que par des pluies très peu abondantes et incapables de troubler l'eau d'Arcier ; mais à partir du 12 octobre, il était tombé des pluies abondantes et persistantes qui avaient troublé fortement cette eau, et avaient pu entraîner les germes typhiques puisés à la même source qu'en mai. Seulement ces germes venaient agir sur une population dont la réceptivité morbide pour la fièvre typhoïde avait été épuisée en mai ; deux groupes de la population bisontine n'avaient pas acquis cette immunité, c'étaient les recrues des écoles rentrées en octobre dans les internats, et les recrues de régiment incorporées en novembre. C'est ainsi que je m'explique les particularités de cette petite épidémie, sur laquelle les documents font d'ailleurs presque complètement défaut pour ce qui concerne la population civile.

<hr />

CONCLUSIONS

De cette étude des trois épidémies de fièvre typhoïde observées sur le territoire de Besançon de septembre 1885 à janvier 1887, je crois pouvoir conclure que :

1° L'épidémie de septembre 1885 à mars 1886, localisée aux Chaprais et distribuée le long du ruisseau de Fontaine-Argent, peut être considérée comme reconnaissant pour cause la contamination des eaux de ce ruisseau par des matières animales putréfiées provenant probablement du charnier de Chalezeule.

2° L'épidémie de mai à août 1886, localisée à Besançon-ville, limitée au cercle de distribution des eaux d'Arcier, est certainement ce qu'on a appelé une épidémie d'eau : elle en a tous les caractères ; et les germes typhigènes que les eaux d'Arcier ont apportés à Besançon venaient probablement du ruisseau de Nancray, souillé par des matières animales putréfiées provenant du charnier de Nancray.

3° L'épidémie de novembre-décembre 1886, dont les caractères sont communs avec celle de mai, reconnaît sans doute la même cause que la précédente ; elle a sévi surtout sur les recrues des écoles et des casernes, parmi lesquelles se trouvaient sans doute beaucoup d'enfants et de soldats qui, n'habitant pas Besançon en mai, n'avaient pu acquérir d'immunité contre la fièvre typhoïde.

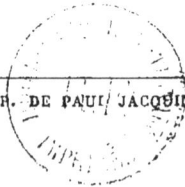

BESANÇON. — IMPR. ET STÉRÉOTYP. DE PAUL JACQUIN.

ERRATUM

——

A la page 11 : Le fort Griffon était, en 1886, alimenté d'eau d'Arcier et non pas d'Aglans; le cas du soldat caserné dans ce fort et atteint de fièvre typhoïde peut donc être certainement compté parmi les cas à attribuer à l'usage de l'eau d'Arcier.

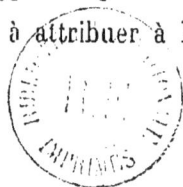